Dᴿ Jules BOYER

ANCIEN EXTERNE DES HOPITAUX
MÉDAILLE DE BRONZE
DE L'ASSISTANCE PUBLIQUE

CONTRIBUTION A L'ÉTUDE

DU

TRAITEMENT DE L'IDIOTIE

PARIS

Jules ROUSSET

36, RUE SERPENTE

1902

D' Jules BOYER

ANCIEN EXTERNE DES HOPITAUX
MÉDAILLE DE BRONZE
DE L'ASSISTANCE PUBLIQUE

—oo—

CONTRIBUTION A L'ÉTUDE

DU

TRAITEMENT DE L'IDIOTIE

PARIS

Jules ROUSSET

36, RUE SERPENTE

—

1902

A MES PARENTS

Hommage de reconnaissance et de respect filial.

A MA FAMILLE

A MES MAITRES DES HOPITAUX

AVANT-PROPOS

Nous ne voulons pas commencer ce travail sans rendre un juste hommage aux vénérés professeurs qui nous ont guidé dans nos études médicales.

Nous tenons à remercier tout d'abord notre premier maître M. le professeur Burlureaux qui a bien voulu nous compter au nombre de ses élèves et dont les leçons pleines d'érudition, de bonté et de bienveillance ont dirigé nos premiers pas. Qu'il nous permette de lui offrir ici l'assurance de notre profonde reconnaissance.

Nous remercions également M. le docteur Bourneville qui, avec une rare bienveillance, nous a ouvert toutes grandes les portes de son service, nous permettant ainsi de puiser les éléments nécessaires à la rédaction de ce travail. Nous le prions d'agréer l'expression de notre profonde gratitude.

Nous ne saurions non plus oublier nos autres maîtres des hôpitaux dont les conseils nous ont été si profitables, M. le professeur Berger chez qui nous avons été stagiaire, MM. les professeurs Cornil, Millard, Fernet,

Labbé, Ribemont-Dessaignes, dans le service desquels nous avons été externe.

Ce juste tribut de reconnaissance n'est qu'un bien faible gage de la gratitude que nous leur devons à tous. Qu'ils veuillent bien nous laisser leur dire combien nous serons toujours fier d'avoir été leur élève.

Que M. le professeur Brissaud veuille bien nous permettre de le remercier pour le grand honneur qu'il nous fait en acceptant la présidence de notre thèse.

INTRODUCTION

Nous nous proposons d'étudier ici le traitement moderne de l'idiotie ; traitement à la fois médical et pédagogique, traitement destiné à combattre la cause de l'idiotie et aussi à développer l'intelligence arrêtée dans son évolution.

Nous voulons exposer ici quelques résultats que nous avons pu observer dans le service de M. le docteur Bourneville à Bicêtre. Nous sommes heureux de pouvoir ici le remercier de l'obligeance et de la bienveillance avec laquelle il nous a fait les honneurs de son service et nous a fourni les documents qui ont servi à l'élaboration de ce travail.

Un premier chapitre sera consacré à un aperçu général sur l'idiotie ; un second chapitre relatera l'histoire du traitement ; dans un troisième chapitre nous exposerons le traitement tel qu'il est appliqué aujourd'hui : nous justifierons, dans un dernier chapitre, l'application de ce traitement en publiant quelques résultats observés par nous.

APERÇU GÉNÉRAL SUR L'IDIOTIE

DÉFINITION

Il n'est pas facile de donner une définition exacte de l'idiotie. Certains auteurs, Langdon Down, Lombroso, etc., appuient la définition de l'idiotie sur la théorie de l'atavisme et considèrent les idiots comme revenus, par un arrêt dans leur développement fœtal, à des types ancestraux disparus ou survivant aujourd'hui dans les races inférieures.

Pinel donne comme définition des idiots la suivante : « L'idiotisme est l'abolition plus ou moins absolue, soit des fonctions de l'entendement, soit des fonctions du cœur. »

Thulié fait, à ce propos, remarquer que cette définition peut aussi bien s'appliquer à la démence qui d'ailleurs était confondue alors avec l'idiotie. C'est Esquirol, dit-il, qui, le premier, sut faire la différence entre les deux états et fit entrer dans la langue médicale le mot idiotie. Voici sa définition : « C'est un état particulier dans lequel les facultés intellectuelles ne se sont jamais développées. » Plus

tard, Belhomme donne de l'idiotie la définition suivante :
« L'idiotie proprement dite est un état dans lequel il y
a oblitération des facultés affectives et intellectuelles ;
l'imbécillité est un état dans lequel les facultés ne se sont
développées que jusqu'à un certain point, ce qui empêche les individus qui en sont atteints de s'élever au degré
de développement intellectuel auquel parviennent ceux
qui, placés dans les mêmes conditions, ont le même âge, le
même sexe et la même fortune. Il est fâcheux de changer
d'expression pour désigne les nuances d'une même maladie. Le mot idiotie auquel on ajouterait l'épithète complète
ou incomplète ne suffirait-il pas ? Cependant comme le
terme imbécillité désigne bien l'impuissance de l'esprit
qui empêche l'homme de pouvoir penser, je le conser-
verai quoiqu'à regret. »

Séguin donne de l'idiotie une définition plus compli-
quée : « L'idiotie est une infirmité du système nerveux
qui a pour effet radical de soustraire tout ou partie
des organes et des facultés de l'enfant à l'action régulière
de sa volonté, qui le livre à ses instincts et le retranche
du monde moral. » On voit par cette citation l'importance
que peut prendre une conception théorique dans le traitement d'un enfant idiot. Considérer l'idiotie comme
une maladie de la volonté, aboutirait en logique à développer une volonté trop faible.

Sollier appelle l'idiotie « une affection cérébrale chronique à lésions variées, caractérisées par des troubles des
fonctions intellectuelles, sensitives et motrices, pouvant
aller jusqu'à leur abolition presque complète et qui n'em-
prunte son caractère spécial, particulièrement en ce qui

concerne les troubles intellectuels, qu'au jeune âge des sujets qu'elle frappe. »

M. Jules Voisin dit : « Il y a chez l'idiot absence ou diminution des facultés intellectuelles et morales, ou encore perversion de ces facultés, par suite des lésions variées de l'encéphale. »

La définition la plus satisfaisante est celle de M. le docteur Bourneville : « L'idiotie consiste dans un arrêt de développement congénital ou acquis des facultés intellectuelles, morales et affectives, accompagné ou non de troubles moteurs et de perversion des instincts. En réalité, l'idiotie ne constitue pas une entité morbide. C'est la conséquence d'un certain nombre de maladies de l'encéphale, de même que la démence symptomatique est l'aboutissant d'un certain nombre de maladies mentales. »

Nous allons donc étudier rapidement en quoi consiste cet arrêt de développement des facultés intellectuelles, puis nous passerons en revue les maladies de l'encéphale dont l'idiotie est symptomatique.

SYMPTOMATOLOGIE

Troubles physiques. — Le développement physique des idiots est souvent retardé, dans la moitié des cas environ, leur taille est inférieure à celle des enfants normaux et quelquefois elle l'est à un degré tel qu'il s'agit d'un véritable nanisme. On observe des malformations crâniennes variées, du rachitisme, des malformations congénitales des membres. Une mention spéciale doit être faite de la main idiote (Séguin) : main épaisse, trapue, pouce non opposable, ongles rongés. Fréquemment on observe des malformations des organes génitaux : cryptorchidie, descente incomplète des testicules, phimosis, hyppospadias.

TROUBLES PHYSIOLOGIQUES

Suivant les degrés, on observe des troubles variables : dans les cas les plus accentués, la station debout, la préhension, la marche sont nulles. Dans les cas moins accentués la préhension est défectueuse, la démarche est lente, titubante, maladroite. On peut aussi observer une turbulence constante.

La mastication se fait mal, la bouche laisse échapper la salive ; les idiots mangent tout ce qu'ils trouvent sous la main, certains d'entre eux ruminent. Le malade est gâteux, il a de l'incontinence d'urine intermittente et surtout nocturne.

Les extrémités sont souvent froides et cyanosées en raison de leur impotence.

L'onanisme est extrêmement commun : les idiots le pratiquent en public, les imbéciles et les arriérés s'isolent. Vers l'âge de la puberté, on observe l'onanisme réciproque avec pédérastie, bestialité, etc. « Nombreux sont les viols ou les tentatives de viol commis par les imbéciles. Quant aux filles, les unes s'abandonnent aux hommes avec une naïveté étonnante, d'autres au contraire les recherchent et les provoquent avec un véritable cynisme » (Bourneville).

On observe chez ces malades une obtusion générale de la sensibilité au froid, à la chaleur, à la douleur. Ils restent sous le coup des maladies intercurrentes graves sans se plaindre, indifférents au mal. Ils restent exposés au froid, à la pluie, se roulent dans la neige sans paraître en ressentir d'inconvénients. Quelques-uns, par contre, outre les myxœdémateux, recherchent la chaleur, vont se blottir contre les poêles, les bouches des calorifères, ou, l'été, demeurent exposés au soleil pendant des heures.

On observe fréquemment le strabisme, le nystagmus. L'oreille présente des malformations multiples du pavillon. Certains idiots sont indifférents en apparence aux bruits. « On constate qu'ils entendent, en les voyant se retourner lorsqu'il se produit un bruit qui répond à leurs besoins, le bruit des assiettes annonçant le repas, par exemple. » L'odorat est souvent obtus ou absent, ou d'une finesse exquise chez quelques imbéciles. Le goût est d'autant plus obtus que l'idiotie est plus complète.

La physionomie est le plus souvent sans expression, hébétée, horrible, ou exprime l'étonnement, la candeur, quelquefois l'intelligence.

Si nous étudions maintenant les fonctions intellectuelles plus élevées, nous trouvons chez les idiots tous les degrés de développement de la mémoire, depuis la mémoire rudimentaire, qui consiste, pour l'idiot complet, à ouvrir la bouche quand on s'approche de lui pour le faire manger, pour l'idiot profond à reconnaître sa place à table ou au dortoir, à se souvenir des prévenances qu'on a eues pour lui ou des mauvais traitements qu'on lui a fait subir, jusqu'à la mémoire proprement dite, à celle qui alimente leur faible intelligence. C'est la mémoire auditive qui est la plus développée, c'est la mémoire visuelle qui est la plus rudimentaire. Les autres mémoires : gustative, tactile, motrice, olfactive, ont un degré de développement moyen.

L'imitation s'observe fréquemment chez les idiots ; elle est instinctive, a trait à un besoin organique : le mouvement ou l'instinct génital. « C'est ainsi que les idiots, même profonds, imitent le balancement, les tics, l'onanisme, le mérycisme de leurs voisins. Cette sorte d'imitation est un signe à peu près certain d'éducabilité ; il suffira de la diriger pour permettre à l'idiot d'acquérir un certain nombre d'habitudes qui lui permettront de prendre contact avec la société. L'idiot, en général, imite, comme s'il avait conscience de son impuissance à faire quelque chose par lui-même.

« Il prend un livre et fait semblant de lire pour faire comme les autres ; il manie des cartes à jouer et les place dans ses mains en éventail comme un joueur invétéré, il achète le premier journal venu, même un journal de médecine en promenade, parce qu'il voit son maître acheter un journal quelconque. Cette tendance à imiter est longuement mise à contribution dans le traitement médico-pédagogique ; elle fait sentir la supériorité de l'éducation collective sur l'éducation individuelle. »

Nous avons vu plus haut que la volonté était impossible, ignorante, pervertie chez l'idiot et si on ne partage pas l'opinion de Séguin sur l'importance de ces troubles de la volonté, sur le développement de l'idiotie, ils n'en sont pas moins très accentués. Chez l'idiot moral, on peut voir « une volonté bizarre qui paraît animée de l'esprit de contradiction ». « L'idiot moral a une volonté, mais cette volonté est pervertie... Le traitement médico-pédagogique a précisément pour but de réveiller la volonté chez l'idiot complet en mettant ses organes à même de recevoir une sensation, de procéder à son éducation en provoquant chez l'idiot intellectuel des représentations de force différente, de la remettre dans la bonne voie chez l'idiot moral en proportionnant la force de ces représentations à l'utilité, à la valeur morale qu'elles peuvent respectivement présenter. »

La parole peut être abolie, elle peut présenter une foule de défectuosités : bégaiement, zézaiement, etc..., elle peut être normale chez les arriérés. Le développement de la parole n'est pas du reste forcément en rapport avec le degré de l'idiotie, et tel idiot peut aussi garder une grande facilité d'élocution.

On observe aussi chez les idiots des tics convulsifs surtout localisés à la face, des secousses électriques, des pseudo-athétoses, etc. On observe enfin des tics coordonnés plus complexes et même des impulsions psychiques. « Un caractère général de ces tics, c'est la possibilité de les amender ou même de les guérir par le fait d'un traitement médico-pédagogique approprié.

« Nous avons observé un grand nombre de malades améliorés et guéris, même d'écholalie et de tics psychiques et le fait de ces modifications est un signe distinctif impor-

tant avec la maladie des tics de Gilles de la Tourette. »
Parfois le tic psychique existe seul.

Bourneville cite un fait remarquable de ce genre ; le
malade imbécile était pris d'une violente impulsion qui
le portait à gifler brusquement les personnes qui lui cau-
saient.

A côté des tics, il faut citer les manies. Elles sont très
nombreuses et, avec Bourneville, nous devons nous
borner à une simple énumération : « manies de mordre
(dacnomanie), de se cogner (kronomanie), de briser, détruire (clastomanie) ; de voir le feu par plaisir (pyromanie visuelle), de mettre le feu pour détruire (pyromanie
destructive), manie de cacher (cryptomanie), de faire du
bruit, d'enlever les chapeaux, de flairer, de faire tourner
les objets, de grimper, de tourner ou de sauter sur
place, d'user la peau par le frottement, de la gratter
avec les ongles jusqu'au sang, d'arracher, d'éplucher le
bout des doigts, de manger les ongles (onychophagie),
de les déchirer, de les enfoncer dans la chair des autres,
de se cogner les dents avec un objet dur, de froisser constamment du papier, de griffer, de voir couler l'eau ;
manies des bouts de bois, des ficelles, des courroies, des
objets brillants, de mettre ses habits à l'envers ou à
rebours, etc... »

On peut se rendre compte que les premières de ces
manies : dacnomanie, kronomanie, clastomanie, pyromanie, cryptomanie, rendent l'idiot dangereux dans la
société et que l'assistance de cette catégorie de malades
est nécessaire.

Le tableau clinique que nous venons d'exposer d'après l'enseignement de M. Bourneville comporte de nombreuses variétés qu'on peut différencier :

1°) D'après le degré d'idiotie :

a) Idiotie absolue ou du premier degré ;

b) Idiotie profonde ou du deuxième degré ;

c) Imbécillité proprement dite : chez ces malades se rencontre souvent la perversion des instincts, l'impulsion à voler, à détruire, à incendier ;

d) Arriération intellectuelle à laquelle s'associent souvent les penchants, les vices (ivrognerie), les violences ;

e) Instabilité mentale : quelquefois on y trouve des impulsions subites, des fugues ;

f) Imbécillité morale, caractérisée par l'instabilité mentale, la perversion des instincts et la disparition des sentiments affectifs.

2° D'après des symptômes associés à l'idiotie :

a) Idiotie hémiplégique ;

b) Idiotie diplégique ;

c) Idiotie athétosique ;

d) Idiotie polysarcique ;

e) Idiotie méningitique ou méningo-encéphalitique ;

f) Idiotie mongolienne (caractérisée par l'aspect de la physionomie, qui rappelle celle des Mongols) ;

g) Idiotie épileptique ;

h) Idiotie myxœdémateuse (caractérisée par l'arrêt de développement intellectuel, le nanisme, l'absence de glande thyroïde, l'aspect pachydermique des membres, l'aspect gonflé de la face) ;

i) Idiotie familiale amaurotique.

Au tableau clinique de l'idiotie peuvent se joindre plus tard l'épilepsie, qu'il sera important de traiter, et l'aliénation mentale par exagération des perversions ou des impulsions, qui nécessitera alors un internement et une thérapeutique spéciale.

L'exposé clinique que nous venons de faire vient de montrer quels sont les points sur lesquels devra porter le traitement et l'éducation de l'idiot. Nous pensons qu'il n'est pas inutile, pour mieux comprendre quelle devra être la direction de ce traitement et les résultats qu'on pourra en attendre, de montrer rapidement à quelles lésions est liée l'idiotie et de quelles causes relèvent ces lésions.

C'est encore à M. Bourneville qu'est due la plus grosse part de l'anatomie pathologique de l'idiotie. C'est en se basant sur des travaux poursuivis pendant vingt-cinq ans à la Salpêtrière et à Bicêtre que cet auteur a pu distinguer les formes suivantes :

1° Idiotie symptomatique de méningite chronique.

2° Idiotie symptomatique de méningo-encéphalite chronique ;

3° Idiotie symptomatique d'un arrêt de développement des circonvolutions ;

4° Idiotie symptomatique de sclérose tubéreuse hypertrophique (Bourneville et Brissaud) ;

5° Idiotie symptomatique de sclérose atrophique.

6° Idiotie symptomatique de porencéphalie ;

7° Idiotie symptomatique de pseudo-porencéphalie ;

8° Idiotie symptomatique d'hydrocéphalie ;

9° Idiotie symptomatique de microcéphalie par arrêt

de développement ou de microcéphalie survenue après la naissance ;

10° Idiotie myxœdémateuse liée à l'absence de glande thyroïde (Bourneville).

Comme on le voit dans cette longue série de formes anatomiques, il n'en est qu'une sur la lésion de laquelle on puisse supposer *à priori* avoir une action thérapeutique efficace, c'est l'idiotie myxœdémateuse, les autres lésions anatomiques étant à peu près incurables.

Les principaux facteurs étiologiques de l'idiotie sont : l'hérédité, l'alcoolisme, la conception durant l'ivresse alcoolique, les accidents de la grossesse, les accidents de l'accouchement, les convulsions de l'enfance et la méningite passant à l'état chronique. L'action de la syphilis parait très restreinte. La connaissance de la cause de l'idiotie aura donc peu d'importance sur la direction du traitement. Elle nous montre que, dans presque tous les cas, il y a eu un accident, une maladie infectieuse, ou une hérédité chargée qui imprime sur le cerveau du fœtus ou du nouveau-né, des lésions irréparables et que c'est plutôt une amélioration qu'une guérison que nous devons demander à la thérapeutique.

Il n'en est pas moins vrai que cette thérapeutique peut être efficace : nous verrons dans les chapitres suivants ce qu'elle fut à ses débuts et ce qu'elle est aujourd'hui.

HISTOIRE DU TRAITEMENT DE L'IDIOTIE

L'hospitalisation des enfants idiots remonte à la seconde moitié du XVIIe siècle. On recueillait à Paris les petits enfants estropiés. imbéciles, dans les deux établissements de l'hôpital général : Bicêtre et la Salpêtrière. La loi de 1838 fut appliquée aux idiots et aux imbéciles et ils furent dès lors transférés dans les asiles d'aliénés.

Le traitement de l'éducation des enfants idiots ne fut institué que bien après l'hospitalisation. Pinel fut le premier médecin qui se soit occupé de « l'idiotisme ». Vers la fin de l'an VII (1800), alors que Pinel vivait encore, un de ses élèves, Itard, s'occupe de l'éducation d'un enfant idiot recueilli par des chasseurs dans le bois de la Caure (Aveyron). Cet enfant âgé de 11 à 14 ans était considéré comme sauvage : sa capture avait fait grand bruit, il avait été amené à Paris et de nombreuses personnalités s'occupèrent de cet enfant. Pinel le déclara atteint d'idiotisme incurable ; Lunier le considérait comme un sauvage.

« Itard, imbu des idées de Locke et de Condillac, crut à la perfectibilité de l'enfant et se chargea de son éducation. » Cet idiot fut connu depuis sous le nom de « Sauvage de l'Aveyron ». « Cette erreur de diagnostic nous a valu les deux beaux rapports dans lesquels Itard expose les nombreux procédés qu'il a employés pour perfectionner le malheureux enfant idiot qui lui avait été confié. Ces rapports, à peu près inconnus des médecins (1), tout à fait ignorés de ceux qui s'occupent de l'enseignement, sont pleins d'aperçus originaux, d'indications ingénieuses, de procédés pédagogiques spéciaux. Ils constituent, pour employer les expressions de M. Delasiauve, un premier chapitre important de l'éducation des idiots. »

Pendant trente ans, l'éducation et le traitement des idiots ne firent aucun progrès. Belhomme, Ferrus, F. Voisin firent des tentatives d'éducation qui durèrent peu.

Il faut arriver à Edouard Séguin pour voir instituer le traitement et l'éducation des idiots. « Par son esprit pratique et sa ténacité il fit entrer dans les habitudes sociales et triompher la pédagogie pathologique dont Itard et Voisin étaient les réels inventeurs. » (Thulié.) Les œuvres de Séguin paraissent de 1838 à 1846 : ce sont d'abord un « Résumé de ce que nous avons fait pendant quatorze mois », par Esquirol et Séguin, puis les « Conseils de M. O.... sur l'éducation de son enfant idiot », la « Théorie et pratique de l'éducation des idiots », « Traitement moral, hygiène et éducation des enfants arriérés ».

« Conduire l'enfant comme par la main, dit M. Bourneville, de l'éducation du système musculaire à celle du

(1) Ils ont été publiés depuis par M. Bourneville.

système nerveux et des sens, de celle des sens aux notions, des notions aux idées, des idées à la moralité, tel est le but que poursuivit Séguin. »

Orfila apprécia en ces termes l'œuvre de Séguin :

« Que la méthode de M. Séguin, appliquée à des intelligences arriérées ou presque nulles, est parvenue à inculquer à ces enfants des principes d'ordre, de régularité, d'obéissance, de discipline, des habitudes de travail, des notions de lecture, d'écriture ou de calcul ; que ces résultats constatés une première fois par des membres du conseil ont été confirmés par l'enquête qui vient d'être faite par une nouvelle commission ; que les exercices auxquels les enfants ont été livrés ont eu surtout pour effet d'améliorer leur santé par la gymnastique et les travaux manuels, de développer par l'éducation morale des facultés inertes et bornées, mais susceptibles pourtant de modifications véritables ; qu'il est par conséquent désirable de continuer cet essai et de l'étendre au plus petit nombre possible d'enfants privés de la raison, etc... »

Le livre de Séguin, dit M. Fernald, « est encore aujourd'hui (1893) le manuel modèle pour ceux qui s'intéressent à l'éducation des idiots... Son système remarquable d'instruction et d'éducation des idiots consiste dans l'exacte adaptation des principes de physiologie par des moyens et des instruments physiologiques, au développement des fonctions dynamiques, perceptives, réflexes et spontanées de l'enfance. Cette éducation physiologique des cerveaux défectueux, résultant de l'éducation systématique des sens spéciaux, des fonctions et du système musculaire, était considérée comme une théorie visionnaire, mais elle a été vérifiée et confirmée par les expériences modernes et par les recherches de psychologie physiologique. »

Thulié dans son livre sur le dressage des jeunes dégénérés montre que ce ne fut qu'un habile homme qui eut le courage et la fortune d'exploiter les idées de ses prédécesseurs Esquirol et Itard. « Malgré tout, dit-il, la gloire de Séguin est faite et l'opinion qui restera sur son compte sera toujours celle du docteur Ambroise M. Muller : Le docteur Séguin de Paris fut le premier des premiers dans cette œuvre et dans son développement. Tandis que les noms qui l'ont suivi doivent être écrits en lettres d'or, les lettres du sien doivent être serties en diamant. »

Les méthodes de Séguin furent goûtées à l'étranger et surtout aux États-Unis. En France Séguin ne recueillit que des déboires, il s'expatria et développa ses procédés en Amérique. Depuis cette époque, les écoles spéciales se sont multipliées à l'étranger et en France.

Il existe à Paris pour les enfants de l'Assistance publique deux asiles-écoles, l'un à la Salpêtrière, l'autre à Bicêtre. Le département de la Seine possède un service de ce genre à l'asile de Vaucluse.

Enfin dans une série de notes aux commissions de surveillance des asiles d'aliénés de la Seine, M. Bourneville réclame « la création de classes spéciales annexées ou non aux écoles primaires pour les enfants arriérés », destinées à compléter l'œuvre humanitaire et scientifique entreprise par Séguin.

RÈGLES DU TRAITEMENT MÉDICO-PÉDAGOGIQUE

Ce traitement médico-pédagogique doit être appliqué dans un établissement spécial. « Là, en effet, l'enfant soumis à une éducation collective, la seule qui lui convienne, évoluant au milieu d'êtres de son niveau intellectuel, qu'il comprend et dont il se fait comprendre, s'habitue à vivre en société et perd peu à peu cette peur instinctive des autres qu'avaient peut-être aggravée les railleries dont il s'était senti l'objet. »

Cette éducation dans un établissement spécial est nécessaire à d'autres points de vue : il est nécessaire souvent d'interner ces jeunes idiots qui sont une charge douloureuse pour leurs familles ; d'autre part les idiots qui peuvent vivre en liberté sont capables de commettre tous les attentats contre les propriétés et les personnes. Nous avons vu plus haut à quelles manies ils étaient souvent sujets : clastomanie, pyromanie, violences et attentats contre les personnes, perversion des instincts. Enfin l'isolement des siens supprimera chez les frères et sœurs du malade tout danger de contagion et d'imitation.

TRAITEMENT MÉDICAL

Comme nous avions voulu le montrer par l'étude ana-
tomique que nous avons faite plus haut dans l'aperçu
général sur l'idiotie, l'idiotie ne saurait être guérie complètement. La thérapeutique ne sera donc que palliative,
elle sera dirigée « contre l'état souffreteux, cachectique
qui existe plus ou moins chez la plupart de ces infirmes ;
il est indispensable d'employer tous les moyens hygié-
niques et thérapeutiques pour favoriser leur développement, tonifier leur constitution, enrayer, si possible, les
effets de la scrofule, du rachitisme, de la syphilis hérédi-
taire, de la cachexie pachydermique, etc., dont ils sont
atteints. »

On prescrira donc les bains fréquents, l'hydrothérapie
presque quotidienne, les toniques, les médicaments an-
tiscrofuleux (huile de foie de morue, sirop iodotannique,
sirop antiscorbutique).

Dans l'épilepsie compliquant l'idiotie, M. Bourneville
administre l'élixir polybromuré toutes les fois qu'il y a
des accès. Quand il y a des vertiges, il préfère le bro-
mure de camphre Il associe à ce médicament les douches, le travail manuel, la gymnastique, les purgatifs.

Chez les hémiplégiques ou paraplégiques, le massage,
les exercices de jointures, l'électricité, la gymnastique
rendent des services.

Dans l'idiotie méningitique, on conseillera l'application des vésicatoires sur la tête, des sangsues, des purga-

tifs périodiques, de l'hydrothérapie (jet en éventail seul), etc.

Dans l'idiotie hydrocéphalique, la tête ayant été rasée, on applique à huit jours d'intervalle un vésicatoire sur chacune des moitiés de la tête, puis on applique des bandelettes compressives d'emplâtre de Vigo, pendant huit jours. On laisse reposer le malade 24 heures et on fait une nouvelle application de vésicatoire. En même temps, on administre un paquet de calomel (10, 15, 20 centigr.)

Dans l'idiotie myxœdémateuse, l'ingestion de glande thyroïde fraîche de mouton est le véritable traitement spécifique. Voici comment M. Bourneville institue cette médication : « On l'administre finement hachée dans du bouillon, du tapioca, des confitures, etc. Il convient de débuter par 25 centigrammes et d'élever la dose de semaine en semaine jusqu'à 1 gr. 25, 1 gr. 50 selon l'âge des malades. Au bout de trois mois, il est bon, en raison de l'accoutumance, de suspendre le traitement pour le reprendre un, deux ou trois mois plus tard selon la réapparition de l'obésité qui se traduit par une augmentation de poids et l'arrêt de la croissance. Il faut avoir soin, durant le traitement, de prendre le poids et la taille toutes les semaines ou tous les dix jours, de surveiller le pouls et la température. S'il survient de la fièvre, des syncopes, de la tachycardie, etc., il faut suspendre momentanément le médicament. Plus le sujet est jeune, plus la surveillance doit être rigoureuse.

Les effets de la glande thyroïde sont d'autant plus remarquables que le malade est plus jeune. Ils se traduisent vite par une diminution de l'infiltration graisseuse

(diminution du poids et de l'obésité), par un accroissement rapide de la taille, un développement des facultés
intellectuelles, une transformation de la physionomie, la
disparition de la cachexie pachydermique. Chez les
myxœdémateux infantiles qui ont dépassé 25 à 30 ans,
le traitement est à peu près inefficace, les symptômes
dus au traitement peuvent être très graves. La radio-
graphie nous explique cet insuccès en montrant la soudure des cartilages épiphysaires.

A défaut de glande thyroïde fraîche, on aura recours
aux tablettes, aux capsules ou autres préparations phar-
maceutiques.

A la glande thyroïde, nous adjoignons le traitement
médico-pédagogique, bains, douches, gymnastique, école,
les médicaments toniques et reconstituants.

Grâce à cet ensemble de moyens, il est possible d'ob-
tenir une véritable transformation de ces malades. Toutefois l'ingestion de la glande thyroïde doit être continuée
très longtemps par périodes trimestrielles jusqu'au delà
de vingt ans... »

En 1895, M. Bourneville a traité, par l'ingestion sto-
macale de la glande thyroïde de mouton, trois idiots
myxœdémateux d'âges très différents, 30 ans, 20 ans,
14 ans, dont l'affection était due à l'absence congénitale
de la glande thyroïde. Voici les résultats obtenus : élévation de la température rectale ; au lieu de rester au-
dessous de 37° ainsi que cela est la règle chez les idiots
myxœdémateux, elle s'est élevée à 38° et au-dessus ;
diminution de la sensibilité au froid ; élévation de la
taille et production de l'amaigrissement ; dégonflement

des paupières, diminution du volume de la langue et de
la coloration violacée des lèvres, perte de la teinte ci-
reuse de la peau qui prend de plus en plus sa coloration
naturelle et dont la sécheresse est remplacée par de la
sueur ; desquamation des mains et des pieds et disparition de leurs caractères pachydermiques ; développement plus rapide des ongles ; disparition des croûtes de
la tête, mouvements moins lents ; marche plus ferme et
plus agile, acte de la préhension plus décidé et plus vif ;
expression d'hébétude et d'impassibilité diminuant gra-
duellement.

« Diverses complications sont également l'objet d'un
traitement spécial : l'onanisme, les tics, l'onychophagie,
(teinture d'aloès, de coloquinte, manchon, acide picri-
que, etc..), mais les exposer ici nous entraînerait trop
loin...

« Les bains et les douches jouent un grand rôle dans
notre thérapeutique et dans l'hygiène du service pour
faire place à une physionomie plus vivante et plus émo-
tive ; activité se substituant à la torpeur et allant jusqu'à l'excitation et même à la colère ; plus d'initiative,
plus de spontanéité, aptitude plus grande au travail
scolaire.

« Grâce à ces agents, les enfants gâteux ou demi-gâteux
sentent moins mauvais, sont moins affaissés, mieux pré-
parés à la gymnastique. Les inconvénients du contact
des urines ou des selles avec la peau sont presque tout à
fait supprimés. Les douches locales de quelques secondes
sur les régions anales et vésicales tonifient les sphincters

du rectum et de la vessie et contribuent à la guérison du gâtisme. »

TRAITEMENT CHIRURGICAL

Le traitement chirurgical fut appliqué en 1891 par Lannelongue et par Guéniot. L'idée directrice de ce traitement était basée sur la théorie de Virchow, qui considère la microcéphalie comme étant due à la soudure prématurée des sutures du crâne.

Cette théorie est basée sur le fait suivant : l'oblitération des sutures chez certains animaux marque le terme de l'accroissement de leur cerveau, l'oblitération chez les nègres commence vers l'âge de 25 ans, alors qu'il commence dans la race blanche vers l'âge de 40 ou 45 ans.

Mais on peut attribuer ces différences, dans l'époque de la synostose des os du crâne, à l'arrêt de développement du cerveau au lieu d'attribuer l'arrêt de développement à la synostose. Et Gratiolet a montré précisément que la synostose commençait toujours sur le crâne par les parties où le cerveau se développait le moins, chez les races inférieures d'avant en arrière, chez les races plus élevées, d'arrière en avant.

Mais l'anatomie pathologique est plus démonstrative. M. Bourneville nous a fait les honneurs de son beau musée de Bicêtre, où nous avons pu voir les collections de crânes recueillis par lui. Sur 565 crânes de sujets au-dessous de 25 ans, il n'y a que 24 cas de synostose partielle et un seul cas de synostose complète. On voit aussi trois crânes d'idiots opérés par M. Lannelongue, et sur aucun d'eux on ne peut constater de trace de synostose. Le cerveau ne s'est pas développé, quoiqu'il eût toute latitude pour le faire. Et même on peut discuter la valeur de la brèche osseuse obtenue par la crâniectomie. Le cerveau ne s'agrandit qu'en faisant hernie par la brèche, et encore cette expansion n'est que de peu de durée, la réparation se faisant assez vite, comme nous avons pu le constater sur l'un des crânes trépanés par M. Lannelongue, et qui se trouve au musée de Bicêtre.

Nous nous rallions donc pleinement aux conclusions du mémoire présenté par M. Bourneville à l'Académie de médecine, en 1894, sur la question de la crâniectomie. Voici ses conclusions :

I. Le traitement chirurgical de l'idiotie repose sur une hypothèse que ne confirme pas l'anatomie pathologique.

II. La synostose prématurée des sutures du crâne n'existe pas dans les différentes formes de l'idiotie. Ce n'est que tout à fait exceptionnellement que l'on rencontre une synostose partielle.

III. Les lésions auxquelles sont dues les idioties sont d'ordinaire profondes, étendues, variées et partant peu susceptibles d'être modifiées par la crâniectomie.

IV. Le diagnostic de la synostose des sutures et de l'épaisseur du crâne échappe jusqu'ici à nos moyens d'investigation.

V. D'après la plupart des chirurgiens, les résultats obtenus par l'intervention opératoire seule sont légers, douteux ou nuls. Des accidents graves (paralysie, convulsions, etc.) et même la mort peuvent s'ensuivre.

TRAITEMENT MÉDICO-PÉDAGOGIQUE

« L'entrainement pédagogique dont nous allons parler est en réalité un traitement médical, puisqu'il poursuit le développement de la sensibilité, le fonctionnement des réflexes, l'établissement de la station debout, de la marche, de la préhension, puisqu'il s'efforce en un mot d'établir des fonctions physiologiques absentes et de diminuer par des pratiques spéciales, l'insuffisance du système nerveux (Thulié). »

Ce traitement aura d'autant plus de chance de succès qu'il sera entrepris de bonne heure. Il devra être appliqué au moins avant l'âge de deux ans.

Plus tard, on a à traiter non seulement l'état mental primitif, mais encore toutes les mauvaises habitudes et aussi « l'habitude de l'inertie » qu'on lui a laissé prendre.

Au point de vue pédagogique, on peut diviser les idiots en trois groupes :

1° Idiots complets, réduits à la vie végétative, gâteux, invalides ;

2° Idiots profonds, imbéciles et arriérés, valides, possédant les fonctions de la vie de relation.

3° Idiots moraux, pervers, épileptiques ou hystériques, installés possédant en partie l'intelligence, atteints dans leur sens moral.

Aux premiers, il faudra avant tout faire une éducation

physiologique des fonctions de la vie organique, de la vie de relation, des sens et de la parole.

Aux seconds, une éducation psychologique et une éducation scolaire.

Aux troisièmes, une éducation des intincts et un traitement moral.

ÉDUCATION PHYSIOLOGIQUE

1° *Fonctions de la vie organique.* — Ces fonctions sont liées à l'instinct. L'instinct est une action réflexe composée qui nécessite la sensibilité du sujet. C'est elle qu'il faut tenter d'éveiller par la répétition des excitations. L'habitude, par la répétition méthodique, amènera la production d'actes automatiques.

On exerce ainsi les fonctions de digestion par la régularité dans l'heure des repas, le régime rigoureux, la mise régulière sur le siège, les douches anopérinéales qui tonifient les sphincters et contribuent à la suppression du gâtisme. L'hygiène de la respiration et de la circulation sera aussi réglée par la vie en plein air, les exercices. Un exemple nous montrera ce que peuvent ces soins : « Quand le docteur Bonneville prit possession du service de Bicêtre en 1879, le célèbre idiot qu'on dénommait Pacha avait 22 ans et était gâteux depuis sa naissance. De plus il était affecté d'une chute du rectum déjà ancienne et, sur la prière de sa mère, restait continuellement au lit. Quand il mourut six ans après, il était propre et marchait tenu simplement par la main. »

2° *Fonctions de la vie de relation* (éducation des fonctions du mouvement, éducation du système musculaire). — On fera avant tout des frictions stimulantes, du massage des muscles, on exercera les articulations par des mouvements alternatifs de flexion et d'extension.

On commence les premiers exercices de mouvements actifs en éveillant la sensibilité de la plante du pied et en exerçant les mouvements de la cheville par balançoire-tremplin, inventée par Séguin : l'enfant étant placé sur cette balançoire les jambes étendues en avant et allant frapper sur une planche verticale élastique qui fait tremplin.

On continue par des barres parallèles soutenant l'enfant de chaque côté pendant la marche, puis par le chariot.

On apprend ensuite à monter et à descendre un escabeau puis un escalier.

On assure la régularité de la marche en le faisant marcher sur un appareil composé de deux montants rappelant la forme d'une échelle, mais dont les échelons seraient remplacés par des planchettes.

L'éducation de la main commence par la préhension et on exerce celle-ci à l'aide d'appareils de gymnastique spéciaux : d'échelles de corde avec traverses cylindriques en bois, de ressorts à boudin avec poignée cylindrique par paires également. On commence par l'opposition du pouce et on arrive à des exercices plus compliqués. On perfectionne la préhension des autres doigts avec les exercices du cône et du prisme à chevilles, de la boîte à trous, des boutons à tige, le pétrissage de l'argile qui peut aller jusqu'au modelage d'une forme simple, telle qu'une sphère, un œuf, une poire, etc.

Peu à peu on arrive à une gymnastique qui rappelle celle des enfants normaux. Il convient toutefois de défendre les exercices de trapèze et de barre fixe aux épileptiques.

On peut joindre à cette gymnastique les jeux « qui peuvent parfaire l'éducation des muscles et préparer celle de la vue : cerceau, ballon, tonneau, etc. »

On perfectionne aussi l'habileté manuelle par des exercices de déboutonnage, de boutonnage, de laçage, de nouage, d'agrafage. On arrive ainsi à faire que l'enfant puisse faire sa toilette lui-même, s'habiller, puis ouvrir une porte, un tiroir, manier la cuiller, la fourchette.

Les premiers travaux manuels trouvent leur place : entretien des vêtements, confection du lit, jardinage, apprentissage d'un métier facile.

3° *Éducation des sens.* — Cette éducation est très importante. Itard, imbu des idées de Locke et de Condillac, l'avait bien vu et l'avait préconisée.

« Le premier sens à exercer chez l'enfant, c'est le toucher ». (Séguin.)

a) *Toucher.* — On exerce le malade aux comparaisons entre un corps rugueux et un corps lisse, entre un corps chaud et un corps froid, entre une boule de liège et une balle de plomb.

b) *Vue.* — La projection lumineuse sur un écran pourra être utile d'abord pour exercer les muscles de l'œil. On projettera ensuite des figures géométriques (triangle, carré, rectangle, ovale, polygone), blanches d'abord, de couleur différente ensuite ; des lettres capitales d'imprimerie ; des silhouettes d'animaux, etc., etc.

On utilisera ensuite le tableau des couleurs avec planchettes à superposer, le tableau des surfaces en creux avec planchettes s'y adaptant.

On peut aussi utiliser un jardin où les plates-bandes sont divisées en cercles, carrés, trapèzes, jardin où l'élève retrouvera les figures déjà familières.

On peut aussi faire d'autres exercices : l'enfilage de boules dans une baguette, le passage d'une ficelle dans un trou, pour arriver à passer un fil dans une aiguille.

c) *Sens de l'ouïe.* — On cherchera tout d'abord à provoquer l'attention de l'ouïe par la production d'un bruit éclatant au milieu d'un silence profond. Mais surtout la variété des sons et leur rythme fait ce que l'intensité ne fait pas. La musique sera alors d'un utile secours ; on éveillera l'activité sensorielle par le piano, le violon, la flûte.

On pourra se servir aussi, pour l'éducation de ce sens, de ses instincts : le bruit des assiettes, des verres, des fourchettes annonçant le bruit des repas provoqueront des sensations auditives à l'exclusion d'autres bruits. « Ainsi, dit Séguin, l'on a vu des idiots entendre la chute d'une noix sur le parquet et rester impassibles et indifférents à la détonation d'une arme à feu. »

On habituera aussi l'enfant à répondre à la voix de son instituteur et à comprendre les ordres brefs de gymnastique qui lui sont donnés.

d) Goût et odorat. — L'exercice de ces sens est moins indispensable.

4° *Education de la parole.* — Il faut avant tout, exercer l'appareil musculaire de la phonation (larynx, pharynx, fosses nasales, voile du palais, langue, joues, dents et lèvres).

On peut, auparavant, exercer l'appareil respiratoire par la gymnastique et par des exercices d'aspiration et d'expiration prolongées.

On exercera les lèvres des idiots en les habituant à tenir entre elles une règle de plus en plus petite, ou, exercice qui leur plait infiniment, en leur faisant sucer des bâtons de réglisse de plus en plus fins. On pourra les masser par tapotement, les électriser ; faire retenir par l'occlusion complète des lèvres l'air rejeté par les poumons.

On habitue la langue à se mouvoir dans tous les sens, en avant, en arrière, en haut, latéralement. On la fait mettre derrière les dents supérieures, on les fait placer en gouttière. On fera des tractions rythmées de la langue.

On fera ouvrir et fermer les mâchoires par imitation et par ordre.

On exercera l'idiot à souffler une bougie, à pousser du souffle une bille sur la planche à rainures, etc.

Quand les organes seront exercés, on passera à l'éducation de la fonction.

Séguin disait : « 1° L'étude de la parole doit commencer par les consonnes et non par les voyelles.

« 2° Les syllabes composées d'une consonne et d'une voyelle doivent être articulées les premières.

« 3° Les labiales entre celles-ci doivent précéder toutes les autres.

« 4° Les syllabes isolées sont moins faciles à répéter que les syllabes répétées. »

Voici, d'après MM. Bourneville et Boyer, la méthode préférable :

Le maître, au milieu d'exercices de mimique, ouvrira brusquement les lèvres en articulant *ma* ou *pa*. L'enfant répétera ou gardera le souvenir, et on pourra un jour ou l'autre le lui faire exécuter par imitation et sur ordre.

On cherchera alors à acquérir les autres articulations : on peut débuter comme Séguin par les articulations extérieures ou labiales, pour finir par les articulations profondes ou gutturales.

M. Boyer conseille une classification basée sur la division en articulations fortes et en articulations faibles :

1re série : m, p, t, k, l, f, s, ch.

2e série : n, b, d, g, r, v, z, j.

3e série : tr, x, ps, et.

Mais ces règles ne sont point absolues, et si le malade veut prononcer une syllabe ou un mot même déformé, il faut l'accepter tel qu'il est, et provoquer l'acquisition d'autres mots usuels en les répétant sans cesse, en montrant en même temps l'objet auquel ils correspondent ou en le faisant apparaître dans une projection lumineuse

Éducation psychologique (Éducation des fonctions intellectuelles). — Elle devra avoir pour base l'éducation de l'attention et de l'imitation : on éveillera d'abord l'attention des sens : vue, ouïe, on fera surgir les instincts, on prolongera l'attention et dans ce but, on se servira surtout du sens du goût.

« Douer un idiot de la faculté d'attention, c'est établir la base certaine de son amélioration ultérieure. » (Thulié).

Après l'attention, l'imitation surgira et c'est avec cet instinct que l'on peut agir dans l'éducation de l'enfant droit.

De l'attention dériveront aussi l'attention subjective ou réflexion, l'abstraction, la généralisation et l'association des idées.

On s'adressera ensuite à la mémoire que l'on exercera sans faire une spécialisation en faveur d'une mémoire (l'auditive, par exemple) à laquelle est porté tel ou tel enfant.

Les sensations se transformeront en perception, en idées, en notions, et avec elles se constitueront le jugement et le raisonnement.

Discipline. — La discipline et la gymnastique auront une heureuse influence sur les fonctions intellectuelles. Mais il faudra se borner à une gymnastique pratique et éviter la gymnastique acrobatique qui peut être dangereuse pour les épileptiques, et qui est dangereuse et souvent impossible aussi chez les idiots profonds, à cause de la rapidité et de la précision des mouvements qu'elle exige.

Elle donne aux idiots l'habitude de la discipline et du

rythme, de la méthode, et constitue ainsi un enseignement moral en donnant de la tendance à l'ordre.

Classe. — Nous insisterons peu sur cette partie du traitement pédagogique, nous ne montrerons que les particularités s'appliquant aux classes des idiots.

Il faut avant tout dans la progression de ces études ne rien laisser ignorer à l'idiot de ce qui se trouve autour de lui. L'école doit être faite pendant la promenade, dans un jardin, elle doit avoir un caractère pratique. A défaut d'objets, il faut montrer l'image et surtout l'image lumineuse par projections.

On initiera ensuite l'idiot à la lecture, à l'écriture, au calcul, à l'histoire et à la géographie.

c) *Éducation des instincts.* — On donnera à l'idiot l'instinct de la conservation ; on surveillera l'instinct génésique et on évitera l'onanisme mieux par l'occupation de toute la journée et la fatigue physique que par les moyens mécaniques. On lui donnera enfin l'instinct de sociabilité et c'est au développement de cet instinct que sera utile surtout l'éducation collective qui soustrait l'idiot aux moqueries de sa famille ou des enfants sains qui l'entourent.

d) *Traitement moral.* — On lui fera acquérir le sentiment de la propriété, le goût de l'ordre, mais c'est surtout la volonté qu'il faudra tenter d'éduquer. « L'appétence plus forte que la volonté doit être contenue par la crainte. » Les punitions, les réprimandes sont nécessaires. Elles donneront du reste la notion de la sanction et l'idée de justice.

ENSEIGNEMENT PROFESSIONNEL

L'intelligence est née; c'est le point de départ d'une éducation ultérieure qui devra donner à l'homme un état, de l'éducation professionnelle.

On tentera donc l'enseignement de professions simples : couture, menuiserie, cordonnerie, jardinage, etc., et même impritnerie, ainsi que l'enseignement qui consiste à apprendre à vendre et à acheter. Cet enseignement sera du reste mené concurremment avec l'enseignement scolaire.

OBSERVATIONS INÉDITES

Nous avons pu recueillir, grâce à l'obligeance de
M. le docteur Bourneville, à l'asile-école de Bicêtre, les
observations ci-dessous. Nous avons pu suivre pour chacun de ces malades l'évolution de leur intelligence grâce
aux renseignements recueillis oralement sur chaque malade, grâce aux photographies qui font suivre le malade
dans son amélioration physique et dans les modifications
de la physionomie et grâce surtout aux cahiers de quin-
zaine tenus par les infirmières qui soignent journellement
les enfants.

Nous attirons l'attention sur la valeur de ces derniers renseignements : la minutie avec laquelle ils sont
pris par des femmes dévouées en contact permanent avec
leurs élèves donne là des indications dont on pourra
juger l'intérêt.

Ces documents sont suffisamment convaincants par
eux-mêmes pour qu'il n'y ait pas besoin d'autre démons-
tration du résultat du traitement.

Observation I

Lem... Georges (1), né le 21 mars 1887, entre à 3 ans à l'asile-école de Bicêtre, le 29 avril 1890.

Renseignements fournis par la mère de l'enfant le 5 mai 1890.

Père : 45 ans, typographe, toujours en bonne santé, jamais de délire ; pas alcoolique, pas d'idées noires. Intelligence ordinaire, travaillait régulièrement, bon ouvrier. Pas de violences vis-à-vis de la mère. Caractère calme. A abandonné la mère de ses enfants il y a deux ans, probablement pour se marier. Il n'a eu aucune discussion avec elle, depuis, la mère ne l'a pas revu. Indifférent vis-à-vis de ses enfants. Pas de migraines. Pas d'attaques de nerfs. Pas de dartres ou d'affections cutanées.

Parents paternels inconnus.

Mère, 33 ans, brocheuse. Santé toujours bonne. Femme de taille élevée, physionomie misérable. Pas de convulsions, réglée à 15 ans et demi. A 14 ans, a eu un eczéma. Pas de migraines, pas de syphilis apparente.

Quatre grossesses normales. Couches normales. Pas d'éclampsie. Pas d'accidents puerpéraux. Caractère facile, intelligence moyenne.

Père, mort à 41 ans, d'une paralysie. Sa fille ne se souvient pas d'autres détails. Intelligent. Bon père. Pas alcoolique.

Mère morte à 50 ans d'une congestion cérébrale à la Pitié en 1878. La fille dit qu'elle était devenue idiote, et qu'elle est restée ainsi quinze jours. Alcoolique, violente, coléreuse. Une sœur, 40 ans, bien portante. Pas de crises de nerfs, intelligente. 3 enfants, dont un a eu des convulsions sans idiotie consécutive. 2 enfants morts de convulsions. Les autres on ne sait de quoi.

Pas de consanguinité. 12 ans de différence d'âge entre les parents.

4 grossesses :

(1) Voir planches I à VII.

1⁰ Garçon mort du croup à 2 ans et demi. Pas de convulsions, intelligent.

2⁰ Garçon mort à six mois du choléra infantile. Pas de convulsions.

3⁰ Fillette de 5 ans, bien portante, bien développée pour son âge. Intelligence ordinaire. Trois ou quatre convulsions à six semaines qui n'ont jamais reparu depuis. Pas d'incontinence nocturne d'urine.

4⁰ *Notre malade : 3 ans.*

A l'époque de la conception, les parents étaient encore liés. Pas d'alcoolisme, par conséquent pas de conception dans l'ivresse.

Grossesse normale : pas d'incidents, pas de traumatisme. Pas d'émotions morales.

Accouchement normal à terme. Pas d'asphyxie à la naissance. Nourri au sein pendant trois mois par une nourrice saine ; ensuite a pris le lait au verre. Se développe bien.

A 9 mois, *convulsions* : il en a eu pendant quatre mois jusqu'à cinq par jour. Les quatre membres étaient atteints. Il devenait violet, puis tremblait lorsqu'après 3 ou 4 minutes il revenait à lui. La première convulsion (il était encore en nourrice) a duré deux heures.

Depuis lors n'a jamais parlé. Ne comprend rien. Paraît complétement sourd. Il a marché à 2 ans et demi.

N'a jamais dit qu'un mot depuis quatre mois, « maman » et encore il le dit très indistinctement et sans s'adresser à sa mère.

Il crie beaucoup par moments, se jette de côté, se ferait du mal si on ne le surveillait. Il ne reconnaît pas sa mère. Il repousse les autres enfants, sa sœur par exemple.

Gâteux.

Le développement des jambes ne paraît pas proportionnel à celui des bras. Pas de mérycisme.

Il grimace beaucoup. Il ne demande pas à manger.

Il s'approche de la table, mais il avale tout, ne sait pas mâcher.

Pas de maladies infectieuses. Pas de strumes. Pas de gourme.

Etat actuel (14 mai 1890) :

Enfant blond, lymphatique, paraissant scrofuleux.

Pas d'adipose, mais pas d'émaciation ; air de maladie, crie assez fréquemment, surtout s'il est seul ; quand on est près de lui, il se tait brusquement.

Peau blanche, glabre ; aucune cicatrice du vaccin ; absence complète de poils au pubis ou sous les aisselles.

Ganglions assez nombreux au cou et dans le pli de l'aine ; aucun sous les aisselles. Cheveux blonds, courts, implantés régulièrement, pas de gourme dans le cuir chevelu ; tourbillon postérieur non dévié. Sourcils blonds régulièrement implantés Cils longs. Châtains.

Tête assez grosse, volumineuse à la partie supérieure.

Crâne : forme ovoïde : la partie postérieure est très volumineuse et de beaucoup prédominante sur la partie antérieure ; symétrique en apparence. Bosses frontales très saillantes ; ecchymose au niveau de la bosse frontale droite. Pas de persistance des fontanelles.

Front élevé, 6 centimètres, mais peu large, se confondant rapidement avec la fosse temporale.

Visage : forme ovoïde, arcades sourcilières peu saillantes pas d'exophtalmie ; paupières normales, fentes palpébrales horizontales. Les yeux sont mobiles en tous les sens.

Pas de strabisme, pas de paralysies. Pas de nystagmus.

Iris : couleur bleuâtre ; pupilles égales symétriques, non déformées, réagissent bien à la lumière et à l'accommodation.

Pas de lésion de la cornée ou de la conjonctive ; pas de larmoiement. L'examen fonctionnel ne peut être fait, l'enfant fermant les yeux constamment d'une part, d'autre part son absence complète d'intelligence, de compréhension empêchant d'avoir des renseignements sur l'acuité visuelle, le sens des couleurs, la polyopie ou la diplopie et le rétrécissement du champ visuel.

Nez petit, arrondi, à courbe supérieure et dorsale; narines minces, sillon naso-labial assez accentué. Odorat normal.

Pommettes peu marquées, régulières, symétriques. Bouche petite, horizontale, lèvres minces, l'inférieure plus volumineuse, mais non éversée. Langue grande, palais et voile normaux. Amygdales normales, goût normal.

(L'expression du visage indique que l'enfant fait la différence des saveurs.) Oreilles grandes, mais non écartées.

Ourlet normal. ainsi que les autres parties constituantes de l'oreille ; conque large ; ouïe obtuse, mais persistante.

Mobilité de la face en tous sens.

Cou court, circonférence 27 centimètres. Pas d'absence du corps thyroïde qui n'est pas hypertrophié, larynx mobile.

Membres supérieurs réguliers, normaux, cylindriques, potelés, mais peu musclés ; doigts longs, ongles courts.

Membres inférieurs : rien à signaler, pas de déviation osseuse, pas de pied plat. Ongles et orteils courts.

Thorax assez large, dilaté à la base, potelé comme le reste du corps, en arrière, pas de saillie des omoplates.

Abdomen peu volumineux, pas de hernie ombilicale.

Cœur normal ; battements réguliers; pouls : 64.

Rien du côté du foie ou de la rate.

Organes génitaux : bourses petites, rétractées. les deux testicules de la grosseur d'une olive sont dans les bourses.

Verge : longueur, 7 centimètres ; diamètre, 6 centimètres Prépuce long, gland découvrable. Anus normal.

Sensibilité normale à la piqûre, au pincement, à la température.

Réflexes rotuliens totalement disparus ainsi que les réflexes olécrâniens : réflexe pharyngien normal. Pas de trépidation spinale.

Intelligence nulle, idiotie complète.

Dentition : mâchoire supérieure : huit dents de lait. Mâchoire inférieure : huit dents de lait.

Notes de l'infirmière : Parole nulle. Mange seul en se servant de la cuiller seulement. La mastication est bonne, pas de bave, de mucus, de rumination ni de vomissements. La digestion est bonne. Diarrhée très fréquente. Marche. Très turbulent et entêté. Sommeil bon. Gâteux jour et nuit. Ne s'habille pas seul, ne fait pas seul sa toilette. Cet enfant n'a aucune notion des exercices classiques.

19 mai : Bronchite légère. Râles sibilants et ronflants en arrière dans toute la hauteur. Guérison le 2 juillet.

29 juillet : Puberté, visage et menton glabres. Pas de poils aux aisselles, sur le tronc, ni au pubis. Verge courte, longueur 4 centimètres. Circonférence 0,035 ; prépuce court, ne peut être ramené en arrière. Bourses pendantes, testicules égaux, un peu plus gros qu'une olive. Anus normal.

29 septembre 1890. Entre à l'isolement pour la *teigne*.

4 octobre : Vaccination.

20 octobre : Succès complet : six pustules vaccinales.

Pendant toute l'année 1891, l'enfant ne fait aucun progrès. Parole nulle. Gâte la nuit et le jour.

20 juin 1891. Rougeole : éruption discrète qui commence à pâlir le 22. La température s'abaisse le même jour.

Le 26 : Il n'y a plus trace de l'éruption, pas de complication.

Le 29 : Poussée éphémère de fièvre.

Le 3 juillet : Guérison complète.

1892. Commence à être un peu propre le jour à partir de septembre. En décembre, va seul aux cabinets. Mange proprement, mais ne se sert que de la cuiller.

18 mars 1892 : Plaque de teigne assez bien délimitée au niveau du tourbillon ; petites plaques disséminées en avant. Traitement : épilation, sublimé, emplâtre de Vigo.

24 juillet. — État stationnaire de la teigne.

Puberté : visage, thorax, aisselles, pénil, membres glabres.

Verge : longueur, 6 cent., circonférence, 5 cent. Phimosis. Le gland n'est pas découvrable. Testicules de la grosseur d'un gros haricot, égaux. Région anale glabre et normale.

8 octobre 1892. — Éruption pustuleuse disséminée sur toute la surface de la tête.

13 janvier 1893. — Amélioration considérable de la teigne.

16 juin. — Amélioration, mais il existe encore sur la tête une éruption papulopustuleuse.

Puberté : corps glabre. Verge, longueur : 6 cent., circonférence, 5 cent. Phimosis complet. Testicules comme œuf de petit oiseau dans les bourses. Région anale normale.

28 août 1893. -- Passe à la petite école. Il est guéri de la teigne.

Il continue à gâter le jour et la nuit. Il rumine presque continuellement pendant l'heure qui suit le repas.

En classe, est toujours souriant et montre de la bonne volonté.

Octobre 1893. — Va seul aux cabinets le jour. La parole est toujours nulle, mais l'enfant aime beaucoup entendre parler et chanter. Il sourit à tout ce qu'on lui dit et se montre très docile et très attentif à la classe.

Commence à lacer ses souliers. Commence à placer exactement les cartons sur le tableau de couleur.

Commence à exécuter les premiers mouvements de gymnastique et saute les deux premiers degrés de l'escabeau.

Caressant, gai, joueur. Pleure très rarement.

Pas d'onanisme. Ni voleur, ni gourmand.

Tenue générale bonne, soigneux ; se regarde quand on lui met un robe propre ou des souliers neufs et son attitude exprime la joie.

16 juin 1894. — Puberté : corps glabre, pas de poils à la région anale ni aux organes génitaux externes.

Les bourses renferment deux testicules du volume d'une noisette et qui ne descendent pas jusqu'au fond.

Verge : 4 cent. de long et 4 1/2 de circonférence. Gland complètement recouvert. Phimosis.

Parole tout à fait nulle. Paraît comprendre ce qu'on lui dit. N'est presque plus du tout gâteux.

Il avait également un tic de balancement de tête de droite à gauche qu'il accompagnait de cris aigus : aujourd'hui il ne lui reste plus guère qu'un clignement de l'œil gauche. Caractère affectueux, aime les caresses, quelques colères sans durée. Mange gloutonnement.

Classe bien les couleurs, distingue les surfaces.

Exécute les premiers mouvements de la gymnastique.

Décembre. Essaie de balbutier quelques paroles : « attends, va voir. » Place quelques lettres et quelques chiffres, mais ne les distingue pas.

Les tics de balancement et de grincement ont beaucoup diminué. Demande à aller aux cabinets en disant « envie ».

Juillet 1895. — Puberté : visage, aisselles, pubis glabres. Verge, longueur, 4 centimètres ; circonférence, 4 cent. 1/2. Testicules : volume d'un haricot dans les bourses, prépuce recouvrant entièrement le gland ; région anale normale.

Parole améliorée, essaie de répéter les mots, mais avec difficulté. Articulation très défectueuse.

Connaît les lettres, les chiffres, les couleurs. Exécute bien tous les mouvements de gymnastique.

Décembre. — Tout à fait propre le jour, gâte quelquefois la nuit. Connaît les parties de son corps, les vêtements, un peu les jours de la semaine.

1896. — Parler toujours défectueux dans l'articulation.

Les progrès scolaires sont lents.

Absolument propre, ne gâte plus ni jour ni nuit.

Décembre. — Caractère fantasque ; reste parfois plusieurs jours isolé volontairement de ses camarades, criant, riant, sautant et paraissant manquer totalement de lucidité. D'autres fois, il est docile, s'applique à ce qu'il fait. A la manie de promener sa langue dans sa bouche et de la mordiller.

Août 1897. — Puberté : visage, aisselles, tronc, pubis glabres.

Verge : longueur, 5 centimètres ; circonférence, 4 centimètres ; phimosis.

Testicules égaux. Anus normal.

Parole très améliorée, commence à faire de petites phrases, telles que : « Je ne veux pas à la soupe. Il a battu Georges, etc. »

Décembre. — Beaucoup d'amélioration par les exercices classiques ; commence à savoir tenir la plume, à faire des C et des O.

Juin 1898. — Progrès dans l'écriture.

Juin 1899. — Prend goût à la lecture du syllabaire.

Progrès absolument surprenants dans la parole.

Janvier 1900. — Prend goût à tous les exercices classiques.

Juin 1900. — Amélioration persistante et progressive dans la parole, la lecture, l'écriture.

1901. — Puberté : visage glabre, corps glabre. Bras et avant-bras glabres ; cuisses et jambes glabres. Verge, 6 cent. 1/2 de longueur ; circonférence, 6 centimètres. Gland recouvert, prépuce ne décalotte pas. Testicules du volume d'un œuf de moineau. Anus normal.

Parole encore défectueuse, mais a acquis cette année ch, g, v, z, j, r, ill, gu, bl. Mais tous ces sons, bien articulés au commencement ou dans le corps des mots, sont nuls lorsqu'ils forment la syllabe finale d'un mot terminé par un *e* muet. Progrès pour la classe.

Juin. — Progrès pour la classe, mais difficulté pour le calcul. Caractère susceptible.

Décembre. — Commence quelques petits exercices de grammaire. Difficulté pour le calcul.

Juin 1902. — Lecture et écriture bonnes. A des dispositions pour l'orthographe et peu pour le calcul. Il est doué d'une mémoire surprenante. Fait assez bien l'application du genre et du nombre. Commence à copier quelques verbes ; un peu d'analyse. Caractère toujours violent et rageur.

Cet enfant est donc entré à Bicêtre dans un état d'idiotie profonde, disant à peine un seul mot, « maman » sans en comprendre la signification, gâteux. (Cette idiotie semblait consécutive à des convulsions survenues à l'âge de neuf mois et l'hérédité de cet enfant était peu chargée : grand'mère maternelle morte d'une paralysie au cerveau en 15 jours). Nous assistons au développement de l'intelligence de cet enfant qui en 1892 commence à être propre le jour ; en 1893 commence à se servir de sa main, de sa vue, et commence à faire de la gymnastique ; en 1894 commence à être propre ; en 1895 connaît les lettres, les chiffres et les couleurs ; en 1898 commence à écrire, et en 1902 connaît déjà les notions de grammaire. La transformation est surprenante pour tous ceux qui ont vu l'enfant, et les notes prises pendant le cours de ces douze années en font foi.

OBSERVATION II

Hen... Georges, entre à l'asile-école de Bicêtre le 8 avril 1898 à l'âge de 4 ans.

Certificat du docteur Garnier : Débilité mentale, excitabilité cérébrospinale, turbulence. Nécessité de soins spéciaux et d'une surveillance de tous les instants.

Renseignements fournis par la mère :

Père, 50 ans, laveur de voitures, marié à l'âge de 26 ans. Sa femme qui le connaît depuis l'âge de 16 ans dit ne l'avoir jamais vu malade, sauf pendant la guerre, où pendant trois mois il a eu des douleurs dans les deux pieds.

Pas de migraines, pas de bronchites, pas de maladies de peau.

Pas de fièvre ni de maladies aiguës.

Pas de convulsions dans l'enfance.

Pas ivrogne, ne fume pas.

Mère, morte à 56 ans d'une affection cardiaque : pas de renseignements sur la santé habituelle.

Père mort à 63 ans, bien portant ; un oncle paternel mort à 70 ans d'une maladie de cœur. Une tante paternelle asthmatique. Pas d'oncles ni de tantes maternels. Cousins et cousines du côté du père bien portants en général sans accidents nerveux.

Deux frères bien portants tous deux, très forts, l'un travaille à Paris, l'autre est resté en Lorraine.

Deux sœurs également bien portantes, sont restées au pays.

Mère, 46 ans, ménagère, pas de consanguinité. Très bien portante. Pas de convulsions, ni de chorée dans l'enfance. Depuis quelques années, migraines persistantes. Depuis 3 ou 4 ans, œdème des jambes surtout le soir.

Pas de rhumatismes, pas de bronchites, pas de maladies aiguës.

Réglée à 13 ans, toujours régulièrement. Depuis un an, les règles reviennent toutes les trois semaines. Pertes blanches très abondantes.

Père, 85 ans, encore vivant, toujours bien portant.

Mère, morte à 81 ans, également bien portante.

Grand'mère maternelle, morte à 91 ans. Grand-père maternel, mort à 52 ans, pas connu. Grand'mère paternelle, morte à 97 ans, grand-père, mort de pneumonie.

Un oncle maternel encore vivant, 79 ans ; une tante paternelle encore vivante, 75 ans ; une tante paternelle, encore vivante, 95 ans. Cousins et cousines nombreux : pas de renseignements.

Trois frères, tous bien portants. Pas de convulsions, ni d'antécédents nerveux dans l'enfance.

Deux sœurs, bien portantes, mariées, l'une a un enfant qui ne présente rien de particulier.

12 enfants : 8 vivants.

1° Garçon vivant, 24 ans. Pas de convulsions. Bonne santé.
2°   —   18 ans.   —   —
3° Fille vivante, 15 ans.   —   —
4° Garçon vivant, 13 ans.   —   —
5°   —   11 ans.   —   —
6°   —   9 ans.   —   —
7°   —   6 ans.   —

8° Le malade.

Entre l'aîné et le garçon de 18 ans, une fille et un garçon, morts du croup, la fille à 5 ans, le garçon à 13 mois. Entre le garçon âgé de 18 ans et la fille, deux autres garçons, l'un mort au bout de 15 jours sans convulsions, l'autre mort du croup à six mois.

Tous les autres enfants se sont élevés sans difficultés, n'ont jamais eu de convulsions, ni aucun accident nerveux. Tous ont été élevés par la mère au sein. Aucun n'a mal tourné.

Le malade. — Etat satisfaisant du père et de la mère au moment de la conception. Le père n'était pas en état d'ivresse.

Pendant la grossesse, pas d'émotions, pas d'ennuis, pas de traumatismes. Etat de surexcitation nerveuse ayant duré deux à trois mois, beaucoup plus marqué que pour les autres grossesses. Pas de vomissements. Pas d'envies. Pas d'œdème des jambes.

Accouchement normal. Durée du travail : trois heures. Présentation du sommet. Eaux peu abondantes.

Enfant très viable ; pas d'asphyxie ; pas de strangulation par le cordon.

Elevé au sein, très turbulent, agité, pleurant sans cesse. Première dent à six mois, pas d'accidents. A commencé à parler vers 13 mois. A marché à 16 mois. Sevré à 13 mois. Propre de bonne heure. Pas de convulsions.

A 16 mois, *méningite*, resté 4 mois couché. A eu pendant ce temps des convulsions du côté gauche et par deux fois des syncopes qui ont duré 40 et 80 minutes et pendant lesquelles on l'a cru mort.

A la suite de sa maladie la mère a observé « qu'il n'était pas comme les autres enfants », il brisait tout.

L'an dernier ne parlait ni n'entendait. Depuis 4 mois seulement la parole est revenue.

Caractère turbulent mais doux et s'attachant aux personnes qui l'entourent. Bonnes digestions sans vomissements ni régurgitations. Pas de cauchemars la nuit.

Depuis quelque temps, l'enfant semble prendre intérêt à ce qui se passe autour de lui.

État actuel pris le 13 avril.

Physionomie assez intelligente ; air sombre, pas d'émaciation ; air de santé.

Cheveux blonds, peu abondants, régulièrement implantés.

Pas d'épis. Tourbillon postéro-médian. Cicatrices d'impétigo. Tête grosse, arrondie ; bosse pariétale droite plus saillante, bosse occipitale saillante, bosses pariétales très marquées.

Front haut, étroit, bombé ; nombreuses cicatrices. Cheveux envahissant la partie supérieure du front.

Face arrondie, pas de cicatrices.

Arcades sourcilières assez marquées ; sourcils blonds, peu abondants. Fentes palpébrales symétriques, cils blonds, longs, abondants ; pas de traces de blépharite à la paupière supérieure ; cils absents à la paupière inférieure.

Yeux : léger strabisme convergent surtout à droite ; pas d'exophtalmie, pas de nystagmus.

Iris bleu gris. Pupille dilatée, réagit à la lumière.

L'accommodation n'a pu être recherchée. Ne reconnaît pas les couleurs.

Nez assez développé, droit, pas de déviation, pas de bifidité. Pommettes assez saillantes, joues grasses, arrondies, pendantes. Bouche petite, lèvres peu épaisses, légère dépression des commissures.

Langue arrondie. Pas de tremblement. Amygdales grosses. Voûte palatine arrondie.

Goût : reconnaît les matières salées et sucrées.

Menton petit, un peu carré. Légère fossette médiane ; pli mento-labial bien marqué.

Oreilles grandes, la gauche plus écartée que la droite. Pas d'adhérences du lobule. Ourlet et hélix bien marqués. Dimension : gauche, 5,5 ; droite, 5,2.

Cou arrondi, court, pas de saillie. Circonférence, 26,5.

Membres supérieurs arrondis, symétriques. Pas de rétraction. Sensibilité normale. Trois cicatrices de vaccin sur chaque bras. Main petite, doigts arrondis, pas d'onychophagie.

Membres inférieurs symétriques. Genu valgum marqué surtout à gauche. Le genou droit, de ce côté, est plus volumineux que du côté opposé. Pas de pied plat. Réflexes conservés et normaux.

Thorax : pas de déformation. Percussion et auscultation normale.

Cœur : pointe dans le 5ᵉ espace intercostal ; pas de bruits anormaux.

Ventre arrondi, saillant, pas d'induration. Foie dépassant les fausses côtes.

Puberté : corps complètement glabre. Verge ; gland complètement recouvert ; léger phimosis ; longueur, 3 centimètres ; circonférence, 3 cent. 5. Testicules arrêtés au niveau de l'orifice inguinal externe. Rien à la région anale.

Renseignements complémentaires fournis par sa mère (24 novembre 1899) :

Père, marié à 26 ans, a fait son service en Afrique, pas de fièvres intermittentes. « C'est un bon père de famille, travailleur. »

On croit que son père était sobre. Deux sœurs, une mariée, trois enfants sans convulsions.

« Ce sont des colosses d'hommes dans la famille de mon mari. »

Un de ses frères est mort l'an dernier d'une bronchite chronique probablement tuberculeuse (hémoptysie), laissant six enfants tous bien portants.

Mère : jamais de migraines, mais des céphalalgies depuis quatre ans. Son père est mort de vieillesse à 85 ans, sobre. Sa mère est morte d'un asthme à 82 ans. Grand-père paternel mort on ne sait de quoi. Grand'mère paternelle morte à 97 ans et 3 mois.

Grand-père maternel mort jeune.

Grand'mère maternelle morte à 90 ans.

« Aucun de mes enfants n'a eu de convulsions. » Deux sont morts du croup. Pas de petits-enfants.

Grossesse: Pas d'alcool, mouvements du fœtus normaux.

A la naissance, a crié de suite. Pas d'accès de cris.

A bien pris le sein.

A eu toutes ses dents à 16 mois, moins ses œillères. Dentition complète vers 21 mois. Avant sa maladie, à 16 mois, était propre, commençait à parler: papa, maman, disait beaucoup de mots. Elle affirme qu'il était naturellement intelligent.

La méningite a débuté le 9 février 1885. Douleurs de tête, raideur du cou, vomissements à odeur fécaloïde.

A eu deux fois des convulsions, la première fois pendant vingt minutes, limitées au côté gauche ; la deuxième fois, pendant soixante-dix heures, limitées aussi au côté gauche ; « on aurait dit qu'il était mort ».

On n'a pu le lever qu'au bout de cinq mois, et, pendant huit autres mois, la mère a été obligée de le porter sur les bras. La mère dit qu'elle n'a pas remarqué que le côté gauche fût plus faible que le droit. Il ballottait des deux côtés.

Après sa méningite, était sourd et muet, ne disait pas un mot.

Six mois après sa méningite, l'enfant a eu un écoulement des deux oreilles et peu à peu l'audition est revenue et parallèlement il s'est mis à prononcer quelques mots. Avant la méningite, l'enfant entendait bien. Avant la méningite, le sommeil était bon ; après la méningite, le sommeil a été agité pendant un an.

Un an après sa méningite, est devenu turbulent, a recommencé à marcher, mais pendant un moment sa démarche était celle d'un homme ivre. Pendant la méningite a grincé des dents, ne grince plus maintenant. Parait avoir des congestions de la face et des oreilles par moment. Pas d'onanisme, pas de vers.

Rubéole à 3 ans, sans convulsions. Pas de rougeole probable. Pas de scarlatine. Pas de varioloïde. Vacciné à 6 semaines et à 2 ans. Pas de coqueluche, pas d'oreillons, pas de croup, pas de gourmes, de dartres, ni d'abcès.

A eu de la conjonctivite.

Il n'y a pas eu de décès ni de naissance dans la famille depuis l'entrée.

Sa mère le trouve beaucoup mieux. Elle a essayé pendant un mois de le garder en congé et l'avait mis à l'école. Il s'y tenait assez bien, mais avec elle il était trop turbulent et elle a dû le rendre.

Après la méningite, il semblait n'avoir pas conscience du danger, mais maintenant il a conscience du danger et prévient sa mère quand il vient une voiture. L'attention qui était nulle avant sa méningite est revenue.

Etat de la dentition, août 1898 :

Maxillaires normaux.

Dentition, les incisives supérieures sont presque entièrement détruites par la carie. Les deux incisives latérales inférieures (dents temporaires) sont marquées à leur tiers supérieur d'une ligne d'érosion un peu étendue en nappe.

Les dents canines présentent une augmentation de volume par rapport aux autres dents.

Les premières molaires sont également rongées par la carie, les deuxièmes sont bonnes.

Traitement : huile de foie de morue; sirop de fer; bains salés; douches (pluie et jet : la pluie paraissant utile en raison des lésions méningitiques).

Notes de l'infirmière : La physionomie a une expression gaie, et presque toujours souriante, assez futée. Parole zézayante, enfantine, intelligible. Parle beaucoup, taquine ses voisins, a un répertoire de mots grossiers. répète souvent les mêmes choses, souvent aussi sans à-propos. Se tient droit. Marche régulière et dégagée ; course vive et légère ; saute bien les deux premiers degrés de l'escabeau. monte et descend les escaliers. La tenue à table est assez bonne, se sert maladroitement de la fourchette, mais saisit bien les aliments avec la cuiller et les porte bien à la bouche. Mange et boit à propos, sans voracité. Pas de gâtisme. Pas de bave, ni de succion en mangeant ou en dehors des repas, ni de rumination, ni de vomissements, ni de diarrhée. Sommeil tranquille. Pas d'onanisme. ne sait pas s'habiller seul, mais ne se salit pas et ne détruit pas ses vêtements dans la journée, ne sait pas se laver seul, caractère taquin, espiègle. Rit le plus souvent et ne pleure que rarement. Strabisme passager assez prononcé. Ouïe, toucher, goût normaux.

Lecture et écriture nulles. Ne sait pas distinguer les couleurs ni les longueurs.

Est assez rebelle aux exercices de gymnastique, y montre la même indifférence et la même espièglerie.

Juin 1899 : Sous le rapport de la tenue et du caractère, l'enfant n'a fait aucun progrès : il est toujours sale, défait ses chaussures, arrache ses boutons.

Commence cependant à s'y prendre assez adroitement pour se lever.

En classe, il connaît les principaux légumes, mais peu de graines.

Connaît aussi maintenant les principales couleurs. Sait bien placer les lettres et les chiffres, mais ne les nomme pas encore.

Il commence à prendre goût à la gymnastique, fait bien les premiers mouvements, saute tous les degrés de l'escabeau.

Bavard, de caractère capricieux.

Novembre : L'enfant a réalisé des progrès satisfaisants concernant la toilette et la tenue personnelle. Son langage est plus compréhensible et moins zézayant. Il est aussi moins grossier. En ce qui concerne les exercices classiques, l'enfant a peu de notions encore, mais pendant très longtemps, il était très difficile de fixer son attention. Seulement, depuis quelque temps, l'enfant semble devenir plus sérieux, et il apporte plus d'attention à tout ce qu'il fait.

Quelques progrès sont à noter à la gymnastique et pour le lavage.

Le caractère de l'enfant reste batailleur. Il a sans cesse le visage égratigné et il ne cesse de se battre sans rien craindre.

Il est assez affectueux pour le personnel.

Juin 1900 : État stationnaire.

Juillet et décembre 1901 : L'état reste stationnaire ; pas de progrès sensible.

Puberté : Visage, membres supérieurs, thorax, membres inférieurs, pubis glabres.

Verge : longueur 4 cent. 1/2, gland recouvert en partie. Testicules de la grosseur d'un œuf de serin.

Juin 1902 : L'enfant parti en congé n'est pas rentré. Sa mère l'ayant trouvé beaucoup mieux particulièrement au point de vue de la parole aime mieux le garder et se propose de le mettre à l'école en octobre.

Cet enfant nous paraît être atteint d'idiotie méningitique. En effet, il n'existe dans ses antécédents aucune hérédité : ses huit frères et sœurs vivants sont bien portants ; les quatre frères et sœurs qu'il a perdus sont morts, trois de croup, un de cause inconnue.

C'est à 16 mois au cours d'une évolution normale que se sont déclarés les accidents convulsifs qui ont déterminé les troubles intellectuels. Cette idiotie est donc liée à des lésions acquises de méningite probable.

L'amélioration de l'enfant a été très nette : rapide

pendant les deux premières années, l'enfant a commencé à parler, puis à s'intéresser à l'école et à la gymnastique en juin 1899 ; sa tenue s'est améliorée vers la fin de la même année. Il est devenu moins grossier et a apporté une attention plus grande à l'école. Ses progrès ont subi ensuite un arrêt.

Au total, à la sortie du malade, avril 1902, l'état était tel que la mère n'hésitait pas à le garder chez elle à l'avenir et se proposait de le mettre à l'école.

Quoi qu'il ne se soit point agi d'une idiotie profonde comme dans notre première observation, l'amélioration n'en a pas moins été rapide et intéressante surtout si l'on considère que l'enfant est arrivé tardivement, à 4 ans, à l'asile et que son traitement n'a pu être fait que pendant trois ans.

OBSERVATION III

Charm... Victor, entre à l'âge de 2 ans, le 27 juin 1892, à l'asile-école de Bicêtre.

Certificat du docteur Voisin: est atteint d'idiotie avec périodes d'excitation et son état nécessite son entrée dans un asile spécial pour y être soigné et surveillé.

Renseignements fournis par la mère le 30 juin 1892 : Père, mécanicien, mort diabétique à 44 ans et. il aurait eu une maladie de la moelle épinière caractérisée par un léger tremblement, la paralysie d'un bras, des douleurs très violentes dans les membres. Cet homme était très alcoolique. Il paraissait atteint de rhumatisme chronique. Pas de dartres. Pas de syphilis probable, ne fumait pas. Pas de traumatisme grave. Pas de migraines. Très sombre, mélancolique, coléreux, passant d'accès de vivacité violente à des accès de dépression morale. A eu des coliques néphrétiques à la fin de sa maladie. Il semble être mort de coma diabétique à forme convulsive. Epistaxis très fréquentes.

Famille du père : Père mécanicien, aucun renseignement. Mère morte assez âgée, vers 60 ans. Elle saignait fréquemment du nez. Là se bornent les renseignements que peut nous donner sa belle-fille. Grand-père paternel et maternel inconnus. Deux oncles et tantes inconnus. Deux frères : un frère dont la mère n'a jamais entendu parler, garderait les animaux à la campagne, semble être atteint d'un vice de conformation sérieux ou d'une tare intellectuelle, un deuxième frère mécanicien, 65 ans environ, boit beaucoup ; marié, débauché ; sa belle-sœur n'a gardé aucune relation avec lui. Il a six enfants bien portants qu'elle ne connaît pas. Le reste de la famille est complètement inconnu de la mère. Le mari veuf en premières noces ne fréquentait pas sa famille dont les membres menaient une vie irrégulière et avaient une mauvaise conduite. Sa femme travaillant, et le père et la mère étant morts, on peut s'expliquer la brièveté des renseignements fournis par la mère de notre malade. Son mari mourut du reste un an après son mariage.

Mère, 30 ans, employée, pas de convulsions étant jeune. Pas de chorée, ni de rhumatismes. Une fois des dartres à 14 ans avec démangeaisons à l'avant-bras. Ces dartres sèches, farineuses, passèrent rapidement. Etant jeune fille, elle eut des crises de nerfs chaque fois qu'elle avait des contrariétés. Elles consistaient en étouffements, puis en une sorte de délire où elle parlait sans savoir ce qu'elle disait au juste. Cette crise durait deux heures, la malade était ensuite très abattue, se souvenait vaguement de ce qui lui était arrivé. Ces crises ont débuté à 14 ou 15 ans, elle en avait une environ tous les deux ou trois mois. Depuis son mariage, elle n'en a eu qu'une, quatre ou cinq jours après son mariage. Pas de migraines, caractère vif et emporté.

Famille de la mère : *Père*, 57 ans, ouvrier en peignes, n'aurait eu comme maladie qu'un érysipèle. Il a bu beaucoup autrefois. Aucun trouble nerveux. Caractère calme. *Mère* morte à 57 ans d'une maladie du foie. Jamais sa fille ne l'a vue bien malade. Elle se trouvait fréquemment mal. Avait des migraines surtout fréquentes dans ces derniers temps. Ces migraines lui donnaient des nausées et se compliquaient parfois de syncopes. Très vive, très emportée, très travailleuse, assez intelligente. Grand-père paternel mort pendant la guerre (alimentation insuffisante?), alcoolique, caractère enjoué et gai. Grand'mère paternelle buvait beaucoup (eau-de-vie), morte à 72 ans à la Salpétrière, bien portante ordinairement, pas nerveuse. Grand-père maternel mort à 73 ans de vieillesse à Bicêtre, avait eu des convulsions qui l'avaient rendu infirme, assez alcoolique, bien portant ordinairement, assez gai. Grand-mère maternelle morte à 68 ans d'une tumeur du sein; à part cela jamais malade, ne buvait pas, excellent caractère. Les frères et sœurs du grand-père maternel de l'enfant auraient été nombreux, mais seraient tous morts en bas âge.

Une tante maternelle, 57 ans, sourde depuis très longtemps. Elle a très fréquemment des migraines avec nausées qui lui durent une journée. A part cela n'est pas malade, est sobre. Pas de crises de nerfs. Très nerveuse. A un tic exagéré quand elle est agacée et qui consiste en mouvements de rotation de la tête. Est restée vieille fille.

Une sœur morte à 16 mois : aucun renseignement.

Une sœur, 36 ans, employée de commerce. A fréquemment des maux d'yeux et de nez. Pas de crises nerveuses. Peu connue de sa sœur qui ne la fréquente pas. Conduite très régulière.

Reste de la famille : ni idiots, ni aliénés, ni hystériques, ni paralytiques, etc.

Pas de consanguinité.

Le mari avait 12 ans de plus que sa femme. Le mari déjà veuf avait eu trois enfants de sa première femme : l'aînée s'est toujours bien portée : 22 ans, fille pas nerveuse, calme; la seconde, 21 ans, est toujours malade, a des adénites suppurées, aucun accident nerveux ; le troisième, 19 ans, mineur, mauvaise tête, abruti, alcoolique, causait beaucoup de désagréments à son père, sournois, très paresseux, emporté, vagabond, ne peut rester chez ses patrons.

Fausse couche deux ou trois mois après le mariage. Pas d'autres enfants que notre malade.

Notre malade. Au moment de la conception, le mari était malade, il se livrait à de plus grands excès (ils venaient d'acheter un petit fonds de marchand de vins).

Grossesse mauvaise, douleurs aux flancs au début de la grossesse. Par erreur, la mère avale au septième mois une forte dose de laudanum qui était destinée à arroser ses cataplasmes. Elle resté sans connaissance pendant deux ou trois heures. Elle eut aussi de nombreuses peines pendant la grossesse ; deux syncopes. Jamais de coups, ni de chutes, ni albuminurie, ni éclampsie.

Accouchement à terme, normal, sans chloroforme.

Durée de travail : 4 heures.

Enfant à la naissance, vigoureux, pas d'asphyxie, pas de circulaire. Poids : 8 livres. La mère avait remarqué qu'il avait la tête volumineuse. Allaitement au sein pendant trois mois. Il avait au moment de la naissance de nombreuses rougeurs sur le corps. Il fut ensuite nourri au biberon avec du lait de vache. Sevré à 1 an 1/2. Première dent à 4 mois 1/2.

Ne marche, ni ne parle pas.

On ne sait s'il a eu des convulsions, il est resté six mois à crier. Il a l'air coléreux, a de petits mouvements convulsifs des bras quand il est en colère. Il ne pourrait ouvrir les mains. Durant le sommeil, il aurait d'assez fréquentes secousses musculaires qui le réveillent parfois, ne vomit pas, glouton, mâche bien, pas de mérycisme. Gâteux. Urine fréquemment au lit.

Rougeole à un an et quatre mois, vacciné à 4 mois avec succès. Pas d'autre maladie infectieuse, ni d'accidents scrofuleux.

Témoigne de l'affection à tout le monde, ne reconnaît pas sa mère. « Déchire du papier, c'est son seul jeu. »

Sa mère ne l'ayant gardé que huit jours, ne peut nous donner des renseignements plus précis.

Quelques jours après son entrée, il est atteint d'eczéma séborrhéique du cuir chevelu

État actuel (15 juillet 1892).

État d'embonpoint satisfaisant, air de bonne santé, visage coloré, peau blanche. Cheveux bruns à implantation régulière avec tourbillon postérieur normal. Crâne sensiblement symétrique; bosses frontales assez saillantes, saillie assez forte des bosses pariétale et occipitale. Dépression au niveau de la fontanelle antérieure. Face large, front olympien. Orbite un peu creux. Arcades sourcilières déprimées au-dessous du front saillant. Sourcils rares et châtains. Fentes palpébrales petites. Pas d'exophtalmie. Paupières atteintes d'une légère blépharite chronique. Motilité de l'œil normale. Pas de nystagmus. Iris brun. Conjonctivite légère. Pupilles égales, paraissant réagir normalement. Examen fonctionnel difficile, l'enfant étant trop bas au point de vue intellectuel. Nez droit, déprimé au-dessous du front, ne se renflant qu'au lobule assez volumineux. Ailes minces. Narines percées régulièrement, regardant directement en bas. Pas de déviation de la cloison. Pommettes peu saillantes. Sillon naso-labial développé et égal des deux côtés. Bouche petite, lèvre assez volumineuse. Amygdales peu volumineuses. Menton assez large, peu développé. Oreilles bien ourlées; lobule peu développé et sessile. Paraît bien entendre.

Cou : circonférence, 26. Pas de goitre.

Membres supérieurs : bien développés, bien musclés. Thorax bien conformé. Aucune anomalie.

Organes génitaux : les testicules ne sont pas descendus dans les bourses. Verge: longueur, 3 cm.. circonférence, 2 cm.5. Région anale normale. Membres inférieurs bien conformés. Pieds normaux. Sensibilité au tact et à la douleur parfaite.

Notes de l'infirmière: L'enfant ne parle pas et ne cherche aucun moyen de se faire comprendre. Ne fait attention qu'aux aliments qu'on lui montre. Pleure dès qu'on le remue. Crie et crispe ses mains en pinçant et en griffant ce qui se trouve à sa portée. Il ne veut rien entendre ou plutôt paraît ne pas comprendre. Il n'est content que s'il a du papier à déchirer.

Ne sait pas marcher, ne se tient pas debout seul. L'enfant est très gâteux : les selles sont régulières et normales.

Décembre 1892 : Commence à marcher seul en poussant une chaise.

Avril 1893 : Cet enfant s'est bien amélioré : il marche presque seul, il est gai, nous reconnait du plus loin qu'il nous voit, se met à rire et nous appelle.

Juin 1893 : Progrès très manifestes dans la marche.

Novembre 1893 : L'enfant marche seul, quoique peureux (il a toujours peur de tomber). Il a de plus fait des progrès pour la parole; quoique prononçant encore mal, il sait appeler l'infirmière par son nom. Il envoie des baisers, sait embrasser.

Janvier 1894 : Puberté. Corps glabre. Verge : longueur, 4 cent. 5, circonférence, 4 centimètres. Gland découvrable. Méat normal. Anus normal. Les testicules sont à l'anneau.

La crainte de tomber en marchant a disparu. L'attention s'est éveillée chez lui. Il est souriant. Il a fait des progrès dans la parole. Il comprend certaines choses, va fermer la porte sur ordre.

Juin 1895 : La parole s'est améliorée. Le caractère est de plus en plus gai et éveillé. Il est dans le même état de gâtisme.

Décembre 1895 : La parole est améliorée, il répète ce qu'on lui dit et cherche à répondre aux questions. Ne sait pas encore boutonner, lacer, nouer. Connait quelques couleurs. Ne gâte plus pendant le jour.

Juin 1896 : Connait les couleurs, quelques chiffres, sait compter jusqu'à 10. La préhension est difficile, les mains sont maladroites à cause de troubles vaso-moteurs des mains consécutifs à des engelures.

Décembre 1896 : Amélioration dans l'instruction scolaire,

connaît toutes les lettres, compte jusqu'à vingt, sait les jours de la semaine.

Juin 1897 : Fait de petites phrases. L'attention et la mémoire se développent. Lace et boutonne.

On constate une hernie inguinale droite inguino-interstitielle. Quelques placards d'impetigo sur la paroi abdominale.

Les mains de l'enfant sont rouges, congestionnées et les doigts épaissis.

Décembre 1897 : La parole est maintenant tout à fait naturelle.

Janvier 1898 : Puberté : corps absolument glabre. Verge : 4 centimètres longueur, circonférence, 4 cent. 1/2. Testicules descendus. Hernie inguinale droite.

Juin 1898 : L'amélioration continue : sait reconnaître les quantités représentées par les chiffres, lit bien, mais éprouve quelque difficulté pour l'écriture.

S'habille et se déshabille seul. Le gâtisme est moins fréquent la nuit.

Juin 1899 : Les progrès continuent.

L'enfant n'ayant que 1 m. 09 de taille est soumis au traitement par la glande thyroïde.

Janvier 1900. — Les progrès ne sont plus aussi marqués. Cependant la lecture s'est perfectionnée.

Juin 1900. — Amélioration très sensible pour l'écriture : il copie les mots à peu près lisiblement.

Octobre 1900. — Depuis la mise en traitement par la glande thyroïde l'enfant a gagné 4 centimètres. Le traitement est suspendu.

Janvier 1901. — Le traitement thyroïde est repris.

Beaucoup de progrès pour la lecture. L'écriture est toujours difficile à cause de l'état boudiné des doigts et de leur attitude en demi-cercle due aux angelures.

Les engelures guéries, il persiste de la cyanose et un gonflement chronique.

Avril 1901. — L'enfant, depuis avril 1899, a gagné 8 centimètres. Le traitement thyroïdien est suspendu jusqu'en mai'

Juin 1901.—Amélioration de la lecture.

Décembre 1901.— Lit enfin couramment, écrit lisiblement, fait l'addition et la soustraction, mais sans retenues. A la manie de collectionner les papiers et les chiffons.

Sa mère, Mme Charm..., nerveuse et hypochondriaque, est très affectée actuellement par des troubles vagues, essoufflements, douleurs précostales, etc. « Elle déclare qu'elle en a assez de souffrir et que ça finira mal. »

Juillet 1901. — Puberté : complètement glabre. Verge : 5 centimètres de longueur, 5 centimètres de circonférence. Testicules, de la grosseur d'un œuf de moineau. Anus normal.

Juin 1902. — A besoin d'être sans cesse stimulé, mais si on s'occupe de lui, il s'éveille et montre ses progrès en écriture. La parole est très améliorée.

Malheureusement il continue à gâter la nuit.

Nous trouvons chez cet enfant une hérédité chargée ; père mort d'une maladie nerveuse, alcoolique, mélancolique. Mère sujette à des crises de nerfs. La conception a peut-être eu lieu dans l'alcoolisme. De plus, la mère a été intoxiquée d'une manière grave pendant sa grossesse.

D'autre part, l'enfant ne paraît pas avoir eu de convulsion ni de méningite dans le bas âge, il semble donc que nous soyons ici en présence d'un arrêt de développement congénital et non acquis.

Cet enfant est arrivé en juin 1892 à Bicêtre, gâteux, ne marchant pas, ne parlant pas. En décembre 1892, il commence à marcher avec une chaise ; en 1894, la parole apparaît chez lui un peu précise, l'attention s'améliore ; en 1896, il reconnaît les couleurs, et quelques chiffres ;

en décembre 1901, il écrit et lit couramment. Son gâtisme s'améliore, mais persiste malgré tout la nuit.

Ce malade, quoique différant nettement des deux précédents, dont l'idiotie était acquise, quoique atteint vraisemblablement dès sa conception par son hérédité, a été très amélioré par le traitement.

Les trois exemples que nous avons cités nous semblent donc des exemples extrêmement frappants, que l'idiotie soit congénitale ou acquise, l'éducation et le traitement médico-pédagogique peuvent avoir sur elle une heureuse influence.

Ces exemples choisis par nous constituent peut-être des exceptions, pourrait-on nous dire. Nullement, ces trois cas sont les plus récents que nous ayons pu observer et dont nous ayons eu le loisir de nous occuper. De nombreux exemples d'amélioration sont observés dans les formes d'idiotie myxœdémateuse, mais cette question est depuis longtemps tranchée.

Si, d'autre part, nous consultons les comptes rendus du service des enfants de Bicêtre, publiés par M. le docteur Bourneville, nous y rencontrons chaque année de nombreux cas semblables à ceux que nous avons pu présenter dans cette étude :

En 1897, nous trouvons 14 enfants améliorés (observations de Cour..., Mugn..., Bea..., Bobl..., Cam..., Charm..., Guim..., Lem..., et Sterl..., Cott..., Thier..., Boo..., Selé...).

En 1898, 10 enfants ont bénéficié du traitement (Chai...,

Buz..., Gill..., Hur..., Cour..., Mung..., Eél..., Mai...,
Le Ro..., Mugn...).

En 1899, 0 enfants (Del..., Meun..., Lemai..., Laur...,
Cam..., Ler..., Mugn..., Cóuri..., Huri...).

En 1900, 20 enfants, parmi lesquels quelques-uns déjà
mentionnés (Bign..., Bezo..., Lamb..., Lasne...,Pierre...,
Trocc..., Georg..., Maur..., Provo..., Baudi..., Ricq...,
Pard..., Del..., Laure...,Chai..., Sterlin..., Tier...,Mil...,
Fél..., Lemait...).

En 1901, 26 ont été améliorés (Maus..., Car..., Po-
pela..., Delph..., Jacque..., Corn..., Tro..., Lecourt...,
Hour..., Re..., Poliato..., Kriez..., Pard..., Deli...,
Pel..., Grégo..., Laur..., Chalz..., Sterl...,Casu..., Bea...,
Lemait..., Cotte..., Charm..., Mill...).

Pour chacun de ces enfants, il a été dressé pendant
le cours du traitement un dossier où sont relevées les
améliorations plusieurs fois par an. Il ne nous est pas possible de citer ici toutes ces observations. Elles seraient
du reste comparables aux trois exemples que nous avons
cités.

Si l'assistance des idiots est aujourd'hui reconnue nécessaire et admise par tout le monde pour la raison que
nous avons énumérée dans la première partie de cette
étude, elle doit être aussi reconnue utile par le traitement
et l'éducation qu'elle permet de leur donner. Nous pensons l'avoir montré par l'exposé que nous venons de
faire.

CONCLUSIONS

1° L'idiotie consiste dans un arrêt de développement congénital ou acquis des facultés intellectuelles, morales ou affectives accompagné ou non de troubles moteurs et de perversion des instincts. En réalité, l'idiotie ne constitue pas une entité morbide. C'est la conséquence d'un certain nombre de maladies de l'encéphale de même que la démence symptomatique est l'aboutissant d'un certain nombre de maladies mentales.

2° L'idiotie peut être traitée. L'histoire de son traitement date du XIXe siècle.

3° Le traitement est médico-pédagogique.

a) *Médical.* Il peut s'attaquer à la cause de l'idiotie (traitement thyroïdien de l'idiotie myxœdémateuse, traitement chirurgical) Il peut s'adresser à ses complications (épilepsie). Il peut enfin être un traitement hygiénique.

b) *Pédagogique.* Il aura pour but l'éducation des fonctions de la vie organique, de la vie de relation, des sens, de la parole, des facultés intellectuelles et des instincts.

4° Ce traitement n'amène pas la guérison, mais peut amener de grandes améliorations. Nous en rapportons trois exemples en détail.

Le traitement des idiots est donc aussi nécessaire que leur assistance.

BIBLIOGRAPHIE

Bourneville. — Assistance, traitement et éducation des
  enfants idiots et dégénérés. Paris, 1895.
— Histoire de la section des Enfants de Bicêtre. Paris, 1892.
— Recherches cliniques, anatomo-pathologiques et thérapeutiques sur les maladies nerveuses des enfants. (Compte
  rendu du service des Enfants de Bicêtre de 1880 à 1900.)
Thulié. — Le dressage des jeunes dégénérés ou orthophréno-
  pédie. Paris, 1900.
Hamon du Fougeray et Coueroux. — Manuel pratique des
  méthodes d'enseignement spéciales aux enfants anormaux.
Bourneville. — Création de classes spéciales pour les enfants
  arriérés.
— Notes à la Commission de surveillance des asiles d'aliénés,
  8 mai 1900, 7 mai 1901, 16 mai 1899.
— Lettre à M. Charles Dupuy, président du Conseil, ministre
  de l'Intérieur. (Sur la création de classes spéciales pour
  les enfants arriérés.)
Mémoires de Séguin, publiés par Bourneville. Paris, 1897.
Séguin. — Rapport et mémoire sur l'éducation des enfants
  normaux et anormaux. Paris, 1895 (publication du Progrès
  médical).
Walter et Fernald. — The History of the treatment of the
  feeble minded. Boston, 1893.
Bourneville et Boyer. — Traitement et éducation de la
  parole. Archives de neurologie, 1895.

IMPRIMERIE F. DEVERDUN, BUZANÇAIS (INDRE)

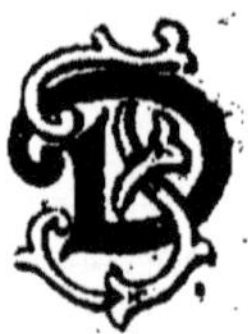

BUZANÇAIS (INDRE). IMPRIMERIE F. DEVERDUN.

www.ingramcontent.com/pod-product-compliance
Ingram Content Group UK Ltd.
Pitfield, Milton Keynes, MK11 3LW, UK
UKHW020939120726
13693UKWH00004B/1416